DU TRAVAIL AGRICOLE

POUR LES ALIÉNÉS

Par le Docteur Daniel BRUNET

Directeur-Médecin en chef de l'Asile public d'Aliénés d'Evreux,
Lauréat de la Faculté de Médecine de Paris,
Membre titulaire de la Société d'Anthropologie,
Membre correspondant de la Société Médico-Psychologique
et de la Société de Médecine légale,

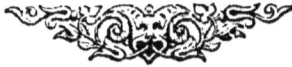

ROUEN

IMPRIMERIE ESPÉRANCE CAGNIARD

rues Jeanne-Darc, 88, et des Basnage, 5

—

1891

DU TRAVAIL AGRICOLE

POUR LES ALIÉNÉS

Par le Docteur Daniel BRUNET

Directeur-Médecin en chef de l'Asile public d'Aliénés d'Evreux,
Lauréat de la Faculté de Médecine de Paris,
Membre titulaire de la Société d'Anthropologie,
Membre correspondant de la Société Médico-Psychologique
et de la Société de Médecine légale.

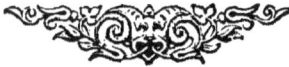

ROUEN

IMPRIMERIE ESPÉRANCE CAGNIARD

rues Jeanne-Darc, 88, et des Basnage, 5

1891

DU TRAVAIL AGRICOLE POUR LES ALIÉNÉS

Par le Dr Daniel BRUNET.

Au Congrès international d'assistance publique, à la suite d'un rapport très étendu de M. Kéraval et d'une discussion à laquelle ont pris part MM. Rhodes, Bogenoff, Ch. Féré, Charpentier, les conclusions suivantes, proposées par M. Magnan, ont été adoptées :

1º L'asile doit être considéré comme un instrument de guérison et de traitement ;

2º A côté de l'asile, l'assistance familiale et les colonies agricoles doivent être développées le plus largement possible, pour obvier à l'encombrement des asiles ;

3º Le médecin traitant indiquera les catégories des malades qui seront en état de jouir de l'assistance familiale, et surveillera les colonies agricoles.

Le Congrès international de médecine mentale, après une lecture de deux mémoires de MM. Baume et Taguet, suivie d'une discussion de MM. Charpentier, Falret, Christian, Féré, Delasiauve, Vallon, Labitte, Soutzo, Cullerre, a émis le vœu qu'il soit établi des colonies agricoles et des sociétés de patronages des aliénés, dans tous les pays, quand ce sera possible.

Les colonies agricoles devront être à proximité et non distinctes des asiles d'aliénés.

Le patronage des aliénés sortis guéris des asiles, l'assistance familiale, les colonies agricoles, sont trois questions distinctes et très importantes qui me paraissent devoir être étudiées séparément.

Je laisserai aujourd'hui de côté les deux premières questions pour ne m'occuper que des colonies agricoles.

Ces colonies, en raison de leur éloignement des asiles, n'ont que des inconvénients et ne présentent aucun avantage.

Elles soustraient les malades à l'autorité médicale et les abandonnent à la discrétion d'un personnel subalterne, dont la moralité laisse souvent à désirer et qui demande une surveillance incessante.

Elles ne doivent être employées qu'à titre exceptionnel, et seulement pour les asiles dont la situation, dans une ville par exemple, ne permet pas d'acquérir, autour d'eux, une étendue de terrain suffisante pour occuper tous les bras valides.

Lorsque l'asile est situé au milieu d'un domaine cultural assez grand, comme le sont ceux de la Seine-Inférieure, de l'Eure, de l'Aisne, du Nord, de la Charente, etc., si l'encombrement vient à s'y produire, il est aussi facile d'y remédier en construisant un ou plusieurs pavillons dans le périmètre de l'établissement qu'à quelques kilomètres de distance.

Les auteurs qui préconisent les colonies agricoles, d'une manière générale, exagèrent le nombre d'aliénés susceptibles d'être occupés aux travaux de culture et se font des illusions complètes sur les bénéfices que ces travaux peuvent produire.

M. Belloc, ancien directeur-médecin d'Alençon, soutenait même qu'avec une colonie agricole suffisamment grande on pourrait arriver à exonérer complètement les départements des dépenses nécessitées par l'entretien de leurs aliénés.

Il n'est pas exact, comme il le prétendait, que les produits nets d'une exploitation agricole, dans un asile, soient en rapport direct avec l'étendue des terrains de cette exploitation. En supposant que 10 hectares produisent 8,000 fr., 20 hectares en rapporteront à peine 12,000, et 40 hectares 18,000.

Je ne crois pas qu'une exploitation agricole qui dépasserait les limites fixées par les inspecteurs généraux du service des aliénés, dans le rapport adressé en 1874 au Ministre de l'Intérieur, puisse donner comme bénéfice net plus de 5 % du prix d'achat, au-delà de ces limites, qui sont les suivantes : 10 hectares par 100 malades dans les asiles qui admettent les deux sexes ; 15 hectares dans les asiles d'hommes, et 5 hectares dans ceux qui ne reçoivent que des femmes.

La diminution des bénéfices par hectare, à mesure que s'accroît l'étendue des terrains de culture, est facile à expliquer.

La culture des céréales et des plantes fourragères, qui remplace alors de plus en plus le jardinage, est moins rémunératrice ; la main-d'œuvre des aliénés devenant insuffisante, il faut avoir recours à des ouvriers étrangers; on est forcé d'acheter une plus grande quantité d'engrais et d'employer tout un attirail de machines agricoles.

Quand l'asile d'Evreux aura terminé l'acquisition de la .propriété Dalet, en cours d'exécution, il contiendra 67 hectares 80 ares 22 centiares, dont l'affectation sera la suivante :

Bâtiments d'habitation et préaux..........	11 24 60
Ferme comprenant : moulin, boulangerie, brasserie, porcherie, hangars, greniers, vacherie...............................	1 12 »
Bois....................................	17 » »
Jardins et terres cultivées	36 98 62
Remises pour instruments aratoires, écuries, logement du cocher et du charretier, fours à briques......................	1 45 »

L'étendue des terrains de culture suffira largement pour occuper tous les travailleurs de l'asile, dont le nombre des aliénés oscille autour du chiffre de 850, savoir : 420 hommes et 430 femmes.

En 1889, notre exploitation agricole et maraîchère qui n'a compris que 29 hectares a donné comme bénéfices bruts 74,491 fr. 86, et comme bénéfices nets 33,087 fr. 92, sur lesquels la porcherie a produit 14,867 fr. 22, la vacherie 2,878 fr. 42, la basse-cour 517 fr. 42, le jardinage et la grande culture 14,824 fr. 86.

Ce qui rapporte le plus, dans un asile bien organisé, ce sont : la porcherie qui permet d'utiliser tous les détritus alimentaires; le jardinage, dont les produits, d'un prix élevé, améliorent en même temps le régime alimentaire, les travaux des ateliers, la fabrication de la farine, du pain et du cidre, surtout si l'on a, comme à Evreux, une force motrice empruntée à un cours d'eau et qui ne coûte rien.

Les bénéfices de la grande culture viennent en dernier lieu, sont très restreints et le seraient encore bien davantage dans une colonie éloignée de l'asile que dans une exploitation incluse dans l'établissement, par suite des frais de transport, de l'augmentation du personnel et de celle des frais généraux.

Le nombre des travailleurs dans les asiles d'aliénés tend plutôt, depuis quelques années à diminuer qu'à augmenter.

A Evreux il ne dépasse guère la moitié du chiffre des aliénés, et il en est de même dans la plupart des autres asiles ; cela tient, non pas à l'encombrement de nos établissements et à la séquestration commune de tous les genres d'aliénés, comme le prétend M. Kéraval, mais au grand nombre d'individus atteints de paralysie générale, d'idiotie, de démence profonde, qui sont incapables d'aucun effort intellectuel; au grand nombre aussi d'épileptiques à attaques fréquentes, qui risqueraient de se blesser à chaque instant; cela tient, en outre, à ce que nous craignons, peut-être un peu trop, les accidents qui peuvent survenir : évasions, suicides, actes de violence, accidents qui seraient encore bien plus à redouter dans une colonie où les malades seraient plus abandonnés à eux-mêmes.

En 1889, à l'asile d'Évreux, sur une population moyenne de 427 hommes, 217 aliénés ont pu être occupés à divers travaux, 39 à la culture agricole et maraîchère, 50 à des travaux de terrassement, 65 aux services intérieurs, 3 aux bureaux, 1 à la conciergerie, 4 à la buanderie, 3 à la cave et au bûcher, 4 à la meunerie et à la boulangerie, 3 à la couture et au raccommodage, 23 à la cordonnerie et à la chaussonnerie, 6 à la maçonnerie, 7 à la menuiserie, 7 à la serrurerie et à la ferblanterie, 2 à la peinture.

L'année prochaine, pour cultiver les 8 hectares nouveaux qui doivent être achetés, il faudra employer à cette culture nos meilleurs terrassiers, et ce ne sera pas sans peine que nous en trouverons un nombre suffisant, la plupart de ces malades n'étant capables que d'un travail purement mécanique.

CONCLUSIONS.

On doit continuer à suivre les errements adoptés depuis une quarantaines d'années, et qui consistent à bâtir les asiles au milieu d'un domaine cultural suffisamment vaste pour occuper tous les aliénés susceptibles de travail maraîcher ou agricole.

Les colonies agricoles ne doivent être admises qu'à titre exceptionnel, et seulement lorsque l'exploitation culturale de l'asile ne peut être établie autour de l'établissement.

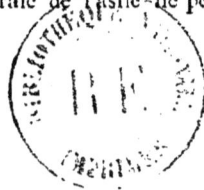

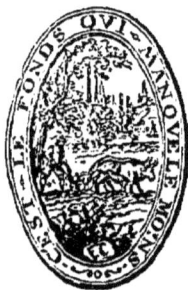

CE FONDS QVI MANOVLE MONS C'EST LE

www.ingramcontent.com/pod-product-compliance
Lightning Source LLC
Chambersburg PA
CBHW050402210326
41520CB00020B/6428